1. Auflage 2003

Gestaltung: Eva Schindler, Ebersberg
Redaktion: Friederike Spieth
ISBN: 3-7607-2132-X
Printed by Tien Wah Press

www.arsedition.de

In Gedanken bin ich bei dir

Texte und Fotografien
von Kristiane und Volker Wybranietz

arsEdition

Wie ganz zarte,
pastellfarbene Blüten
fliegen
warme Gedanken
und gute Wünsche
von mir zu
dir.

Kannst du sie ahnen?

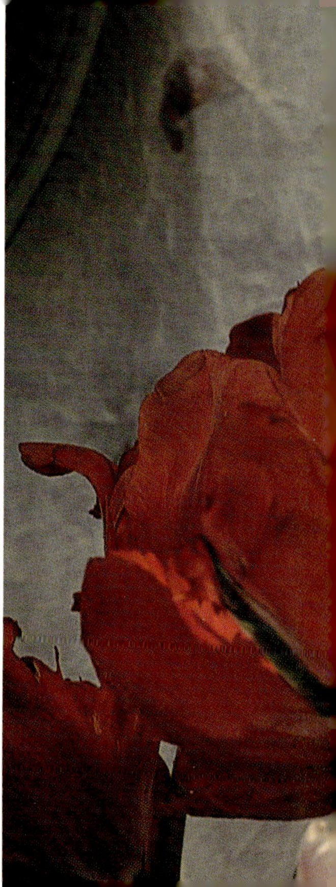

Wie ganz zarte,

pastellfarbene Blüten

fliegen

warme Gedanken

und gute Wünsche

von mir zu

dir.

Kannst du sie ahnen?

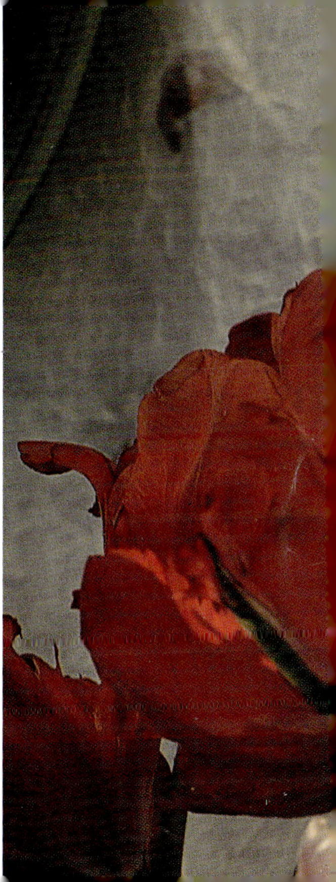

In Gedanken bin ich bei dir

Texte und Fotografien
von Kristiane und Volker Wybranietz

arsEdition

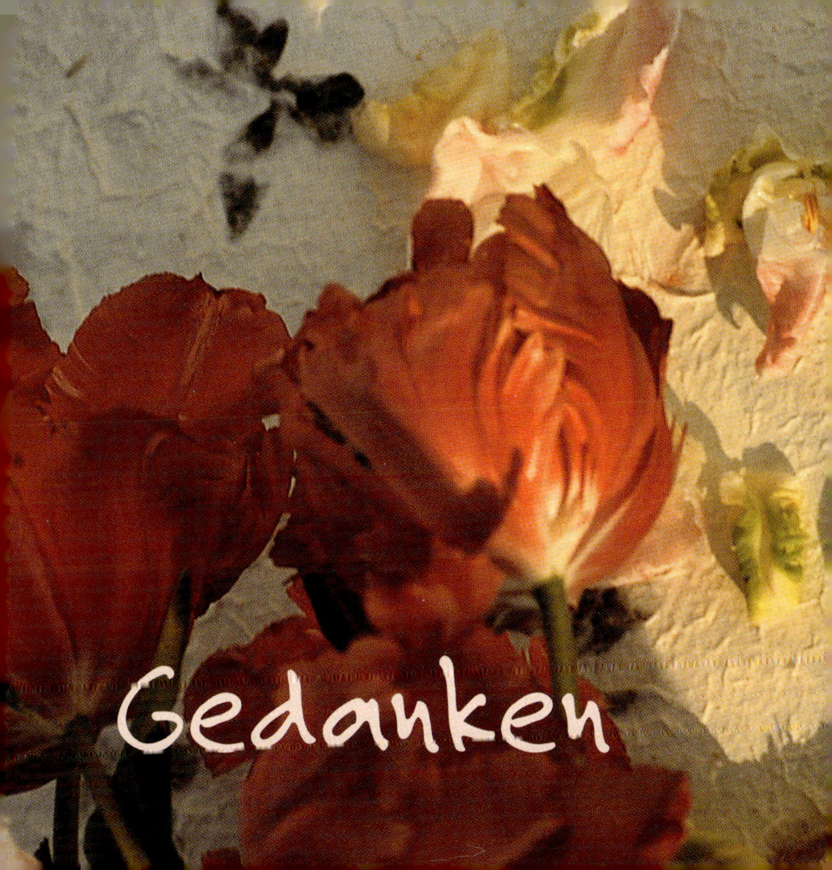
Gedanken

Kommt ein
Hilferuf
von dir,

setze ich alle Segel,
fahre hart am Wind
und riskiere waghalsige Manöver,
um mit dir zu
sein.

Segel

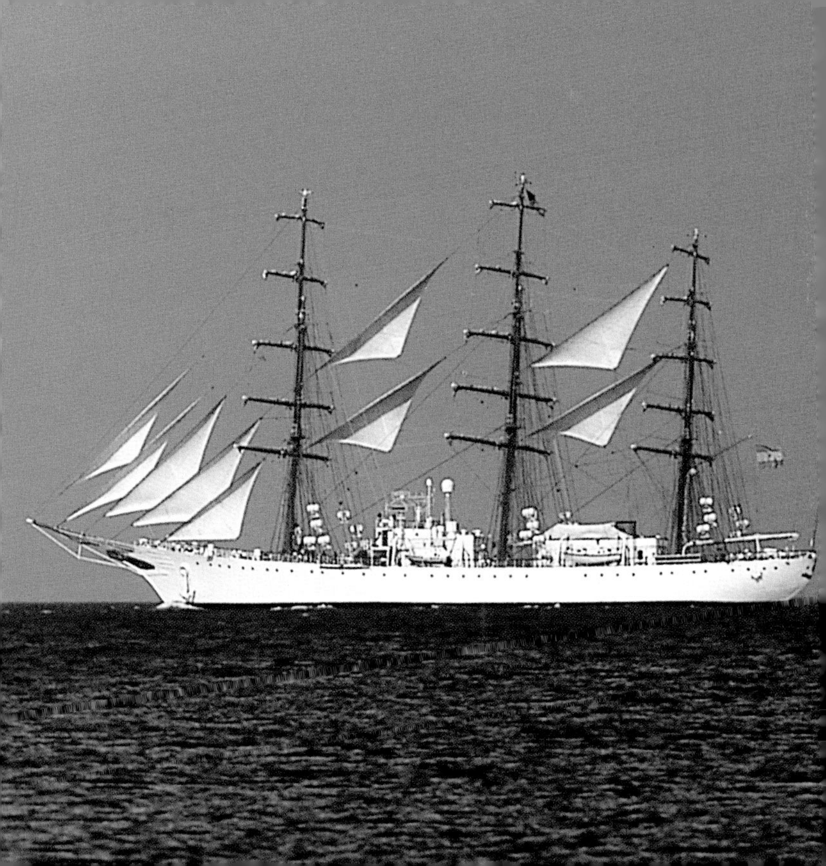

Mindestens

so wohl ist mir,

wenn ich

an dich

denke.

wohl

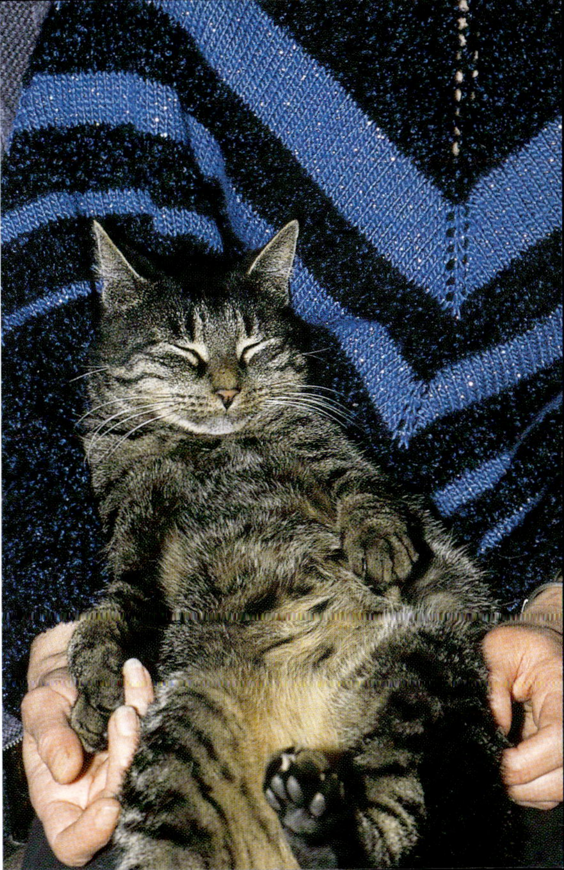

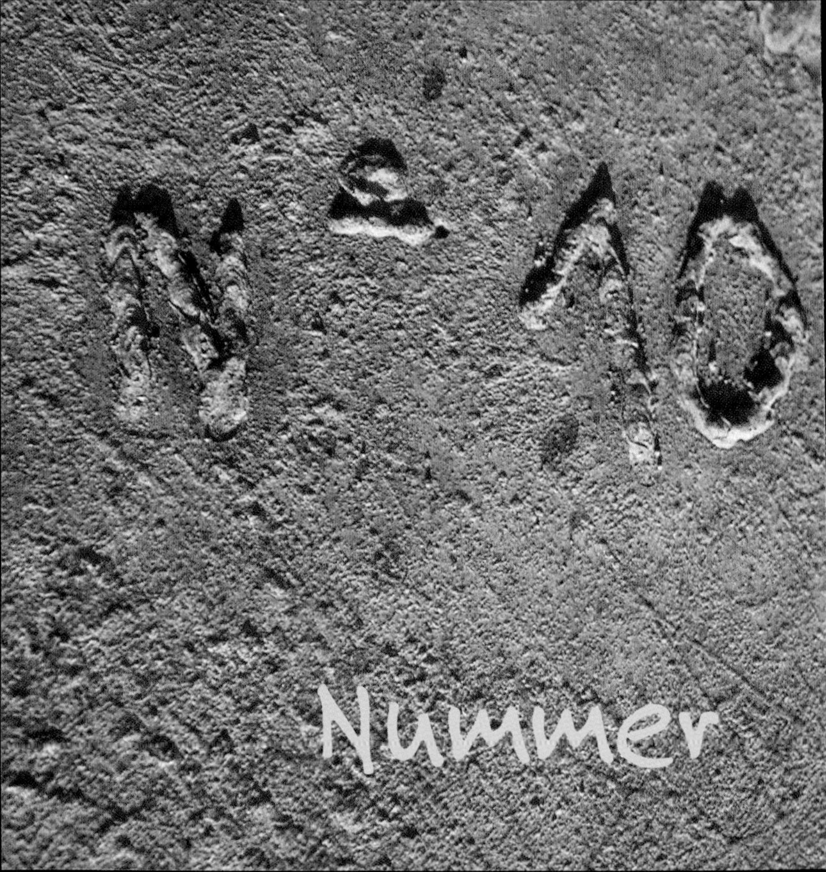
Nummer

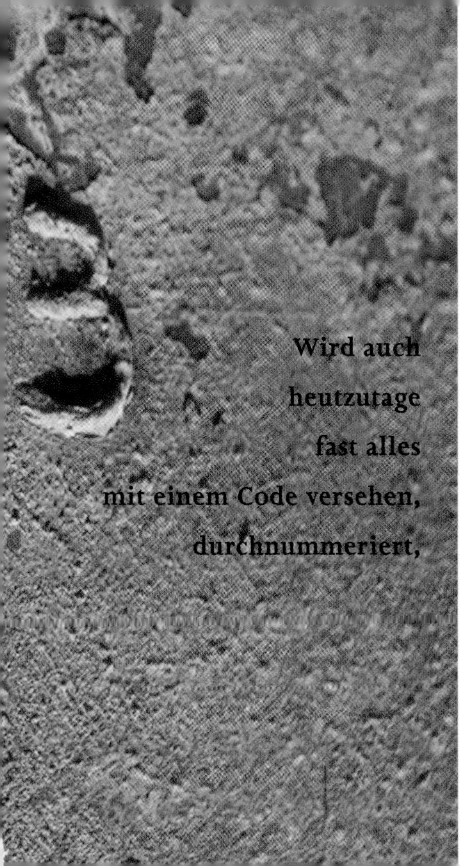

Wird auch
heutzutage
fast alles
mit einem Code versehen,
durchnummeriert,

du bist für mich
weder 103
noch sonst eine
Nummer.

Gäbe es wirklich
das berühmte Klingeln
in den Ohren,
wenn jemand
an einen denkt,

müsste es
bei dir
fast pausenlos
bimmeln.

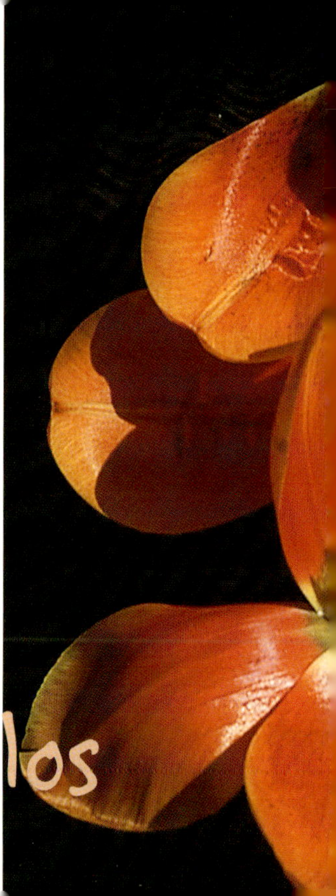

pausenlos

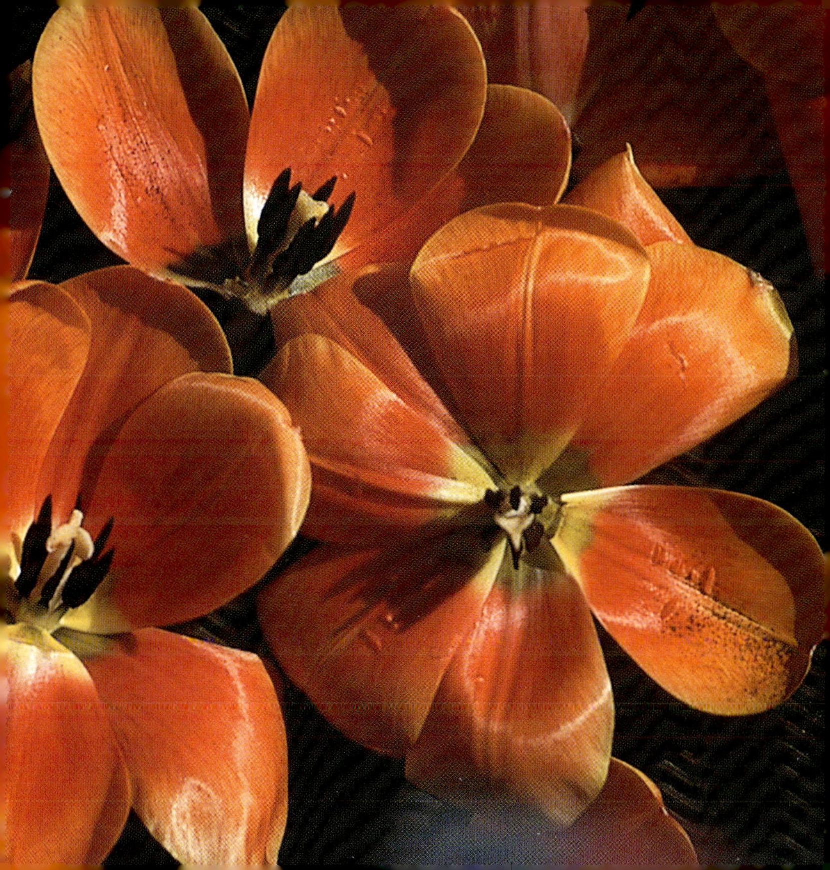

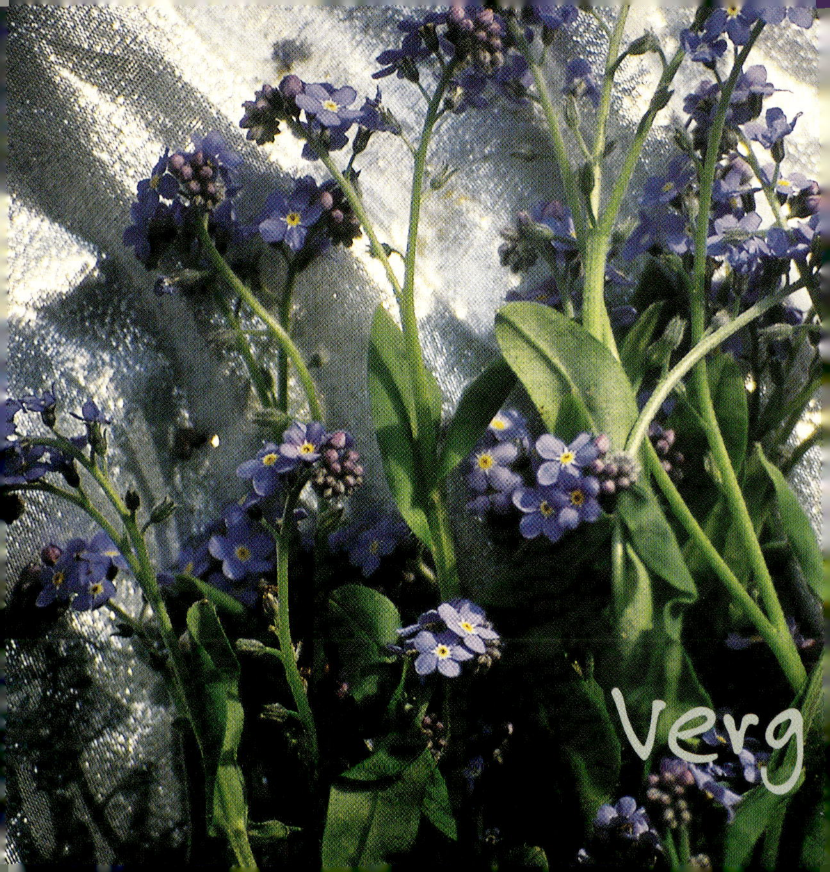
Verg

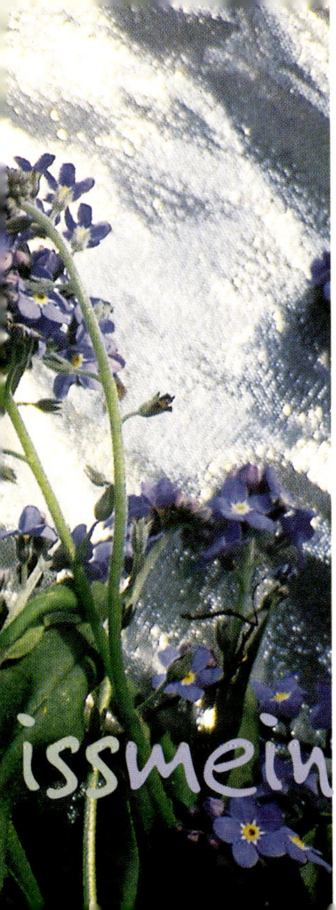

Ich habe
zwar
keine Angst,
dass du
mich
vergisst,

und sage es trotzdem
durch die
Blume:

VERGISSMEINNICHT.

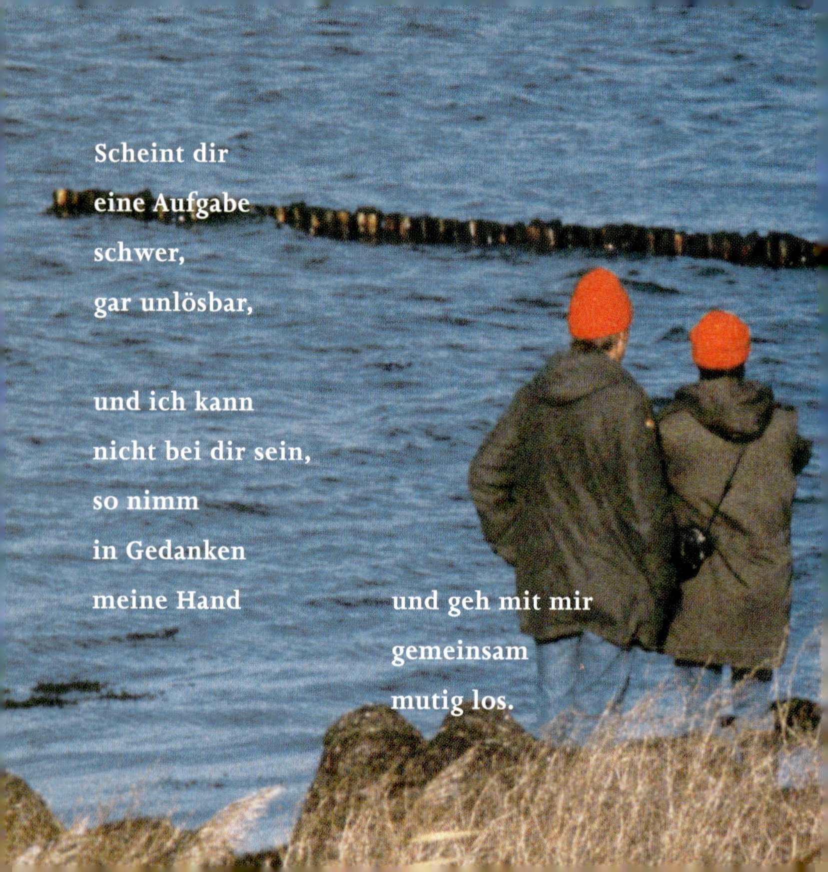

Scheint dir
eine Aufgabe
schwer,
gar unlösbar,

und ich kann
nicht bei dir sein,
so nimm
in Gedanken
meine Hand

und geh mit mir
gemeinsam
mutig los.

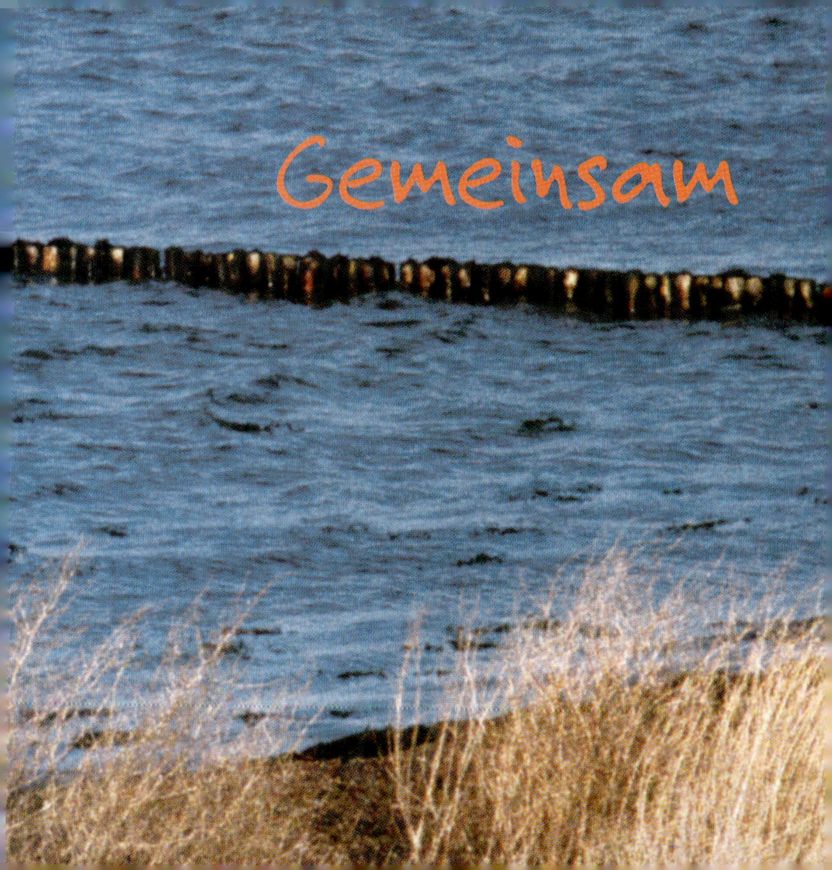
Gemeinsam

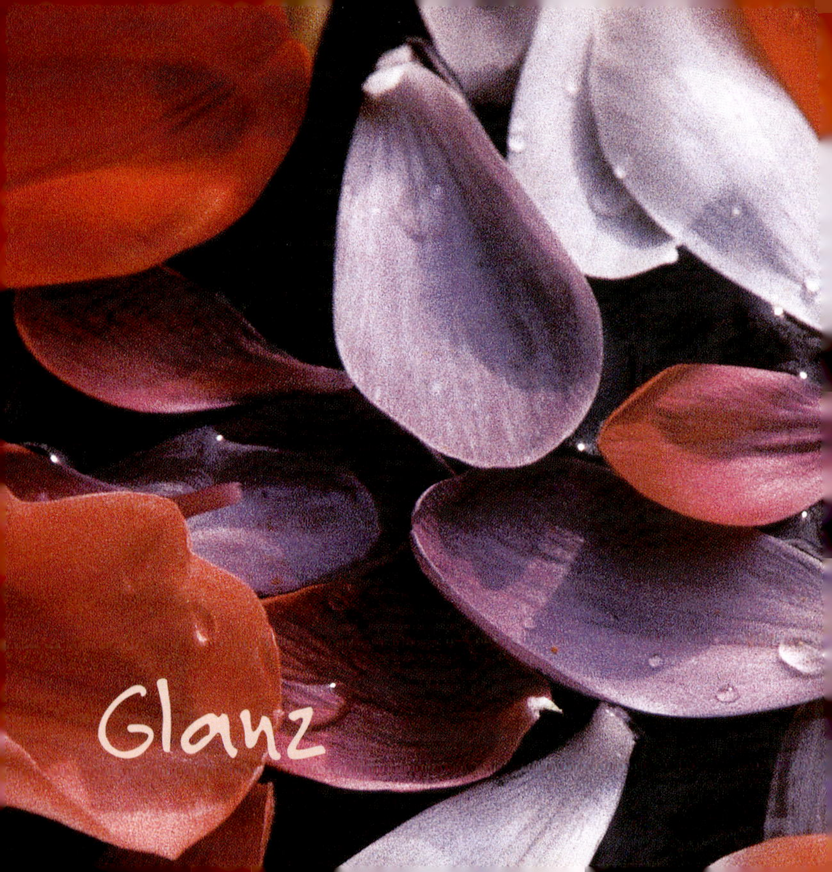
Glanz

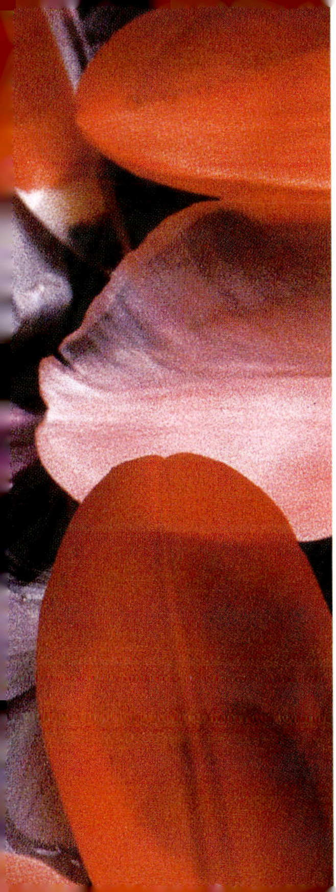

Mein Bestand
an guten Gefühlen
für dich
wird weder
durch
räumliche noch
zeitliche Distanz
dezimiert

und hat
den Glanz
des Reichtums.

Wege,
die wir gemeinsam
gingen und
gehen werden,

tragen ein ganz
besonderes Prädikat
in meinen Erinnerungen
und Erwartungen.

Erinnerungen

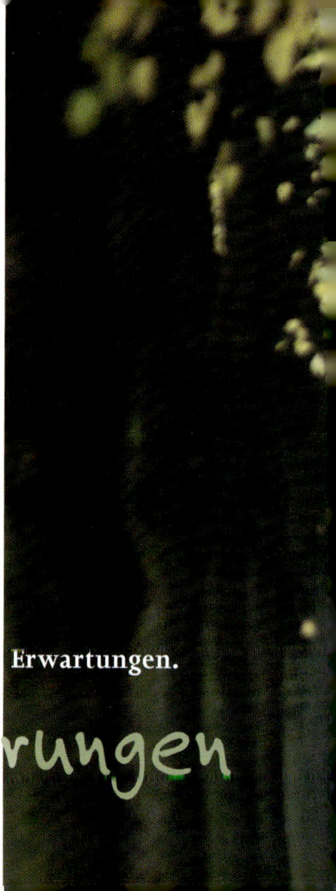

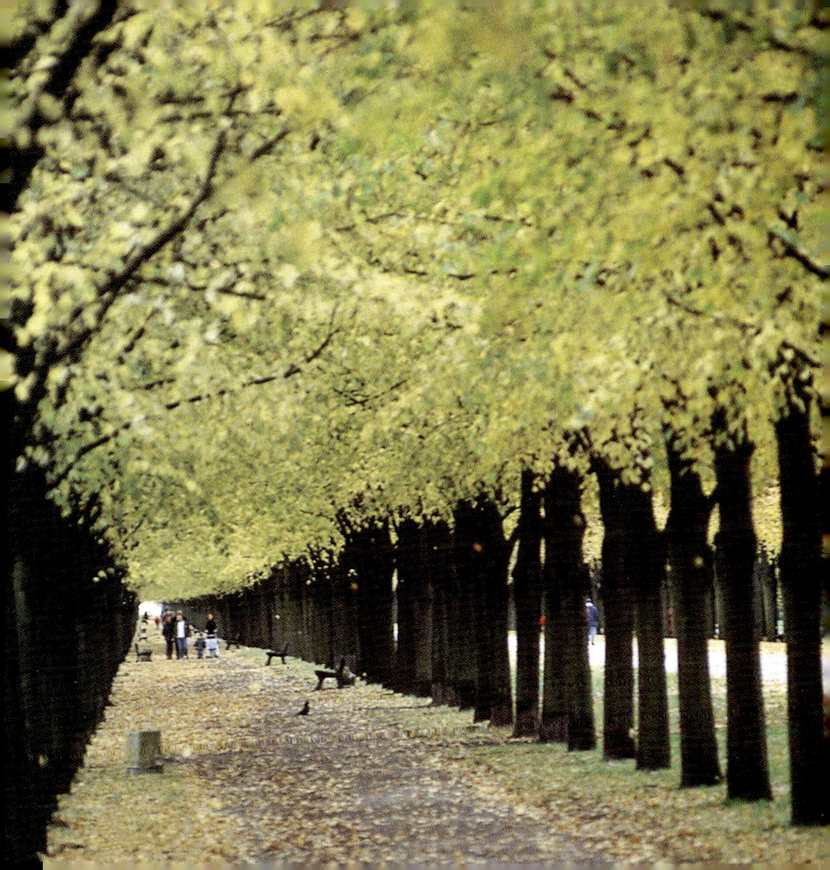

Würde ich dich
eines Tages
nicht mehr
antreffen,

wäre ich
sehr,
sehr
traurig.

Nest

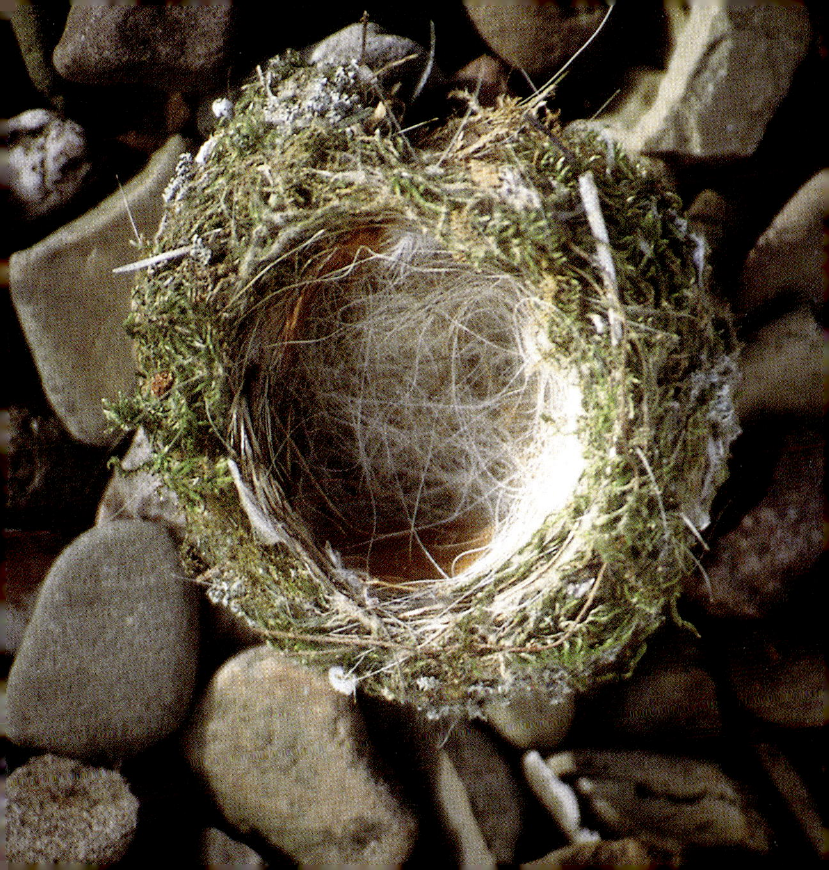

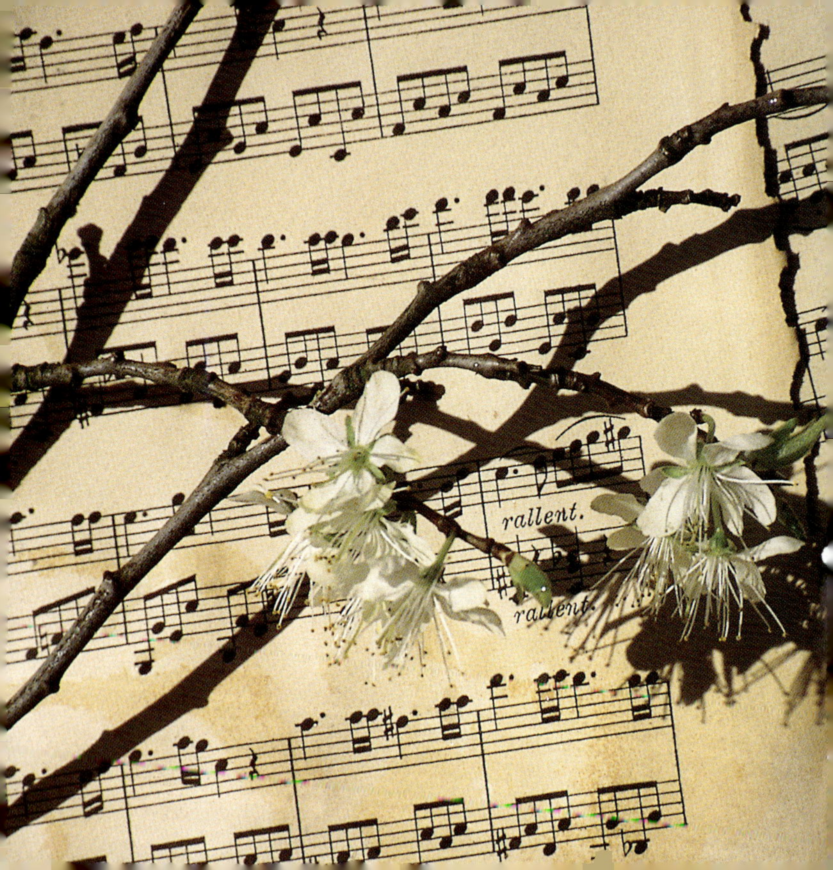
rallent.
rallent.

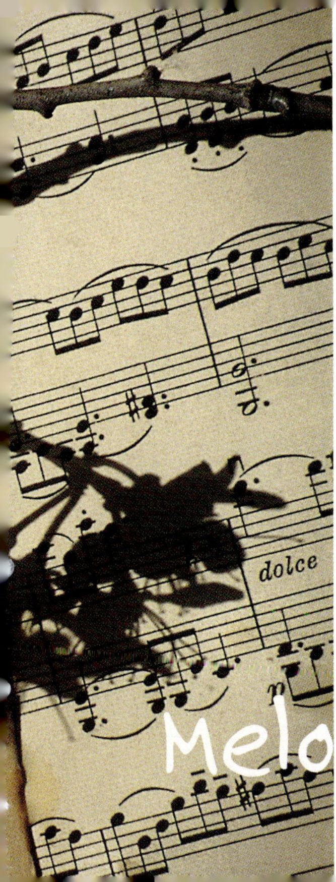

Unser letztes
Beisammensein
klingt in
mir
nach

wie eine
wohltuende
Melodie.

Du bist für
mich
wie Wasser,
Element des Lebens.

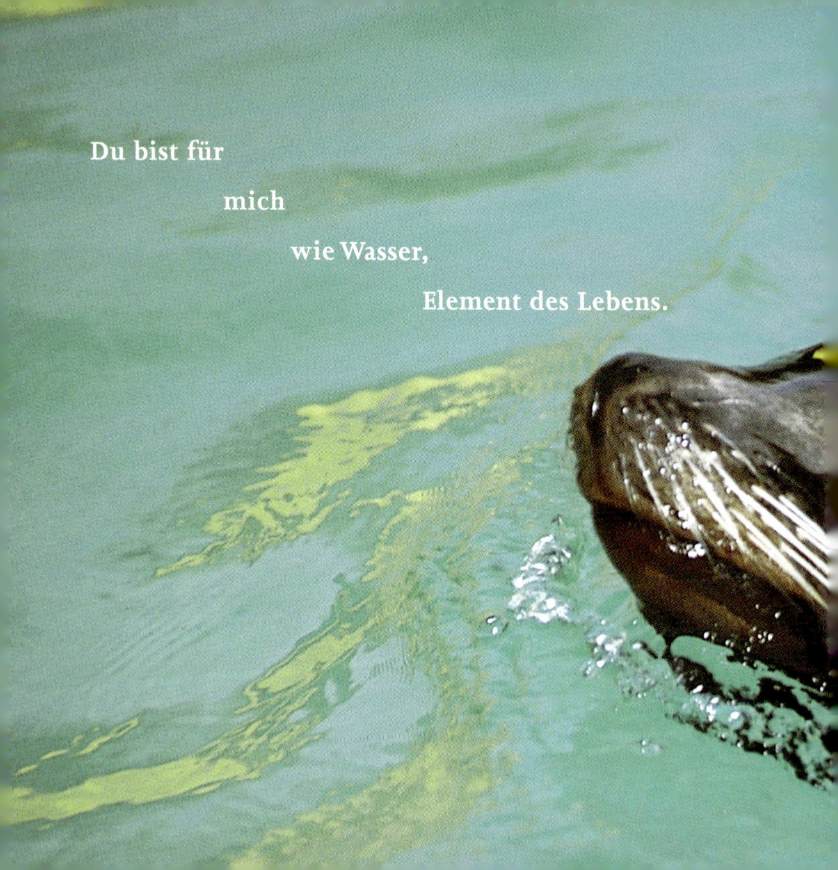

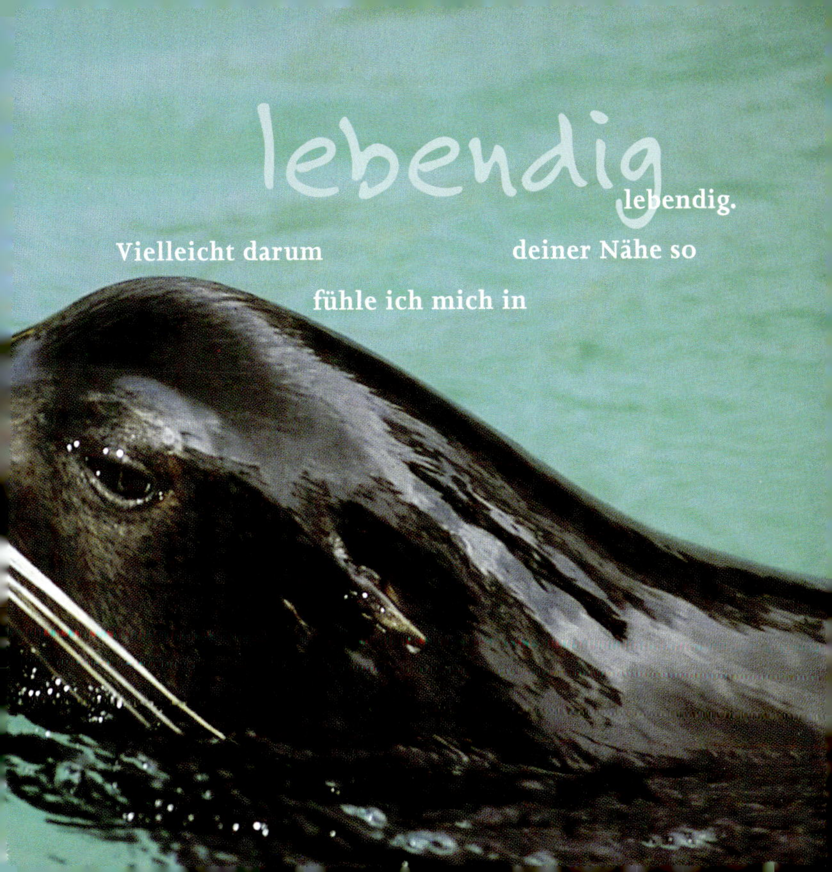
lebendig
Vielleicht darum
fühle ich mich in
deiner Nähe so
lebendig.

Du bist

für mich

wie ein

belebender

Vitamin-Cocktail.

Diese Wirkung

hat sich schon

in Dauer- und Härtetests

bewährt.

Vitamine

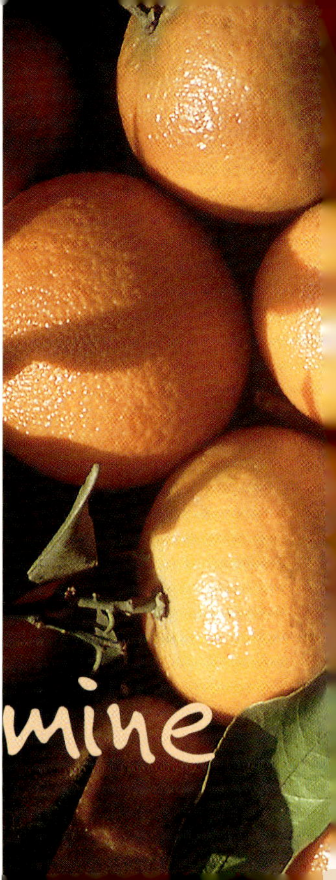

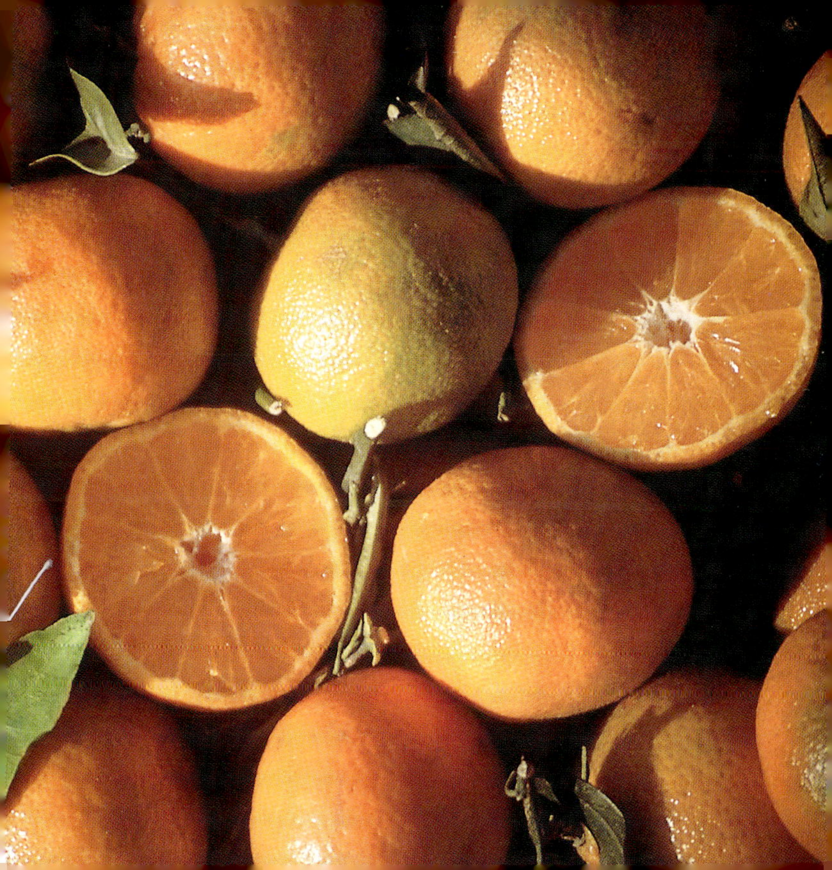

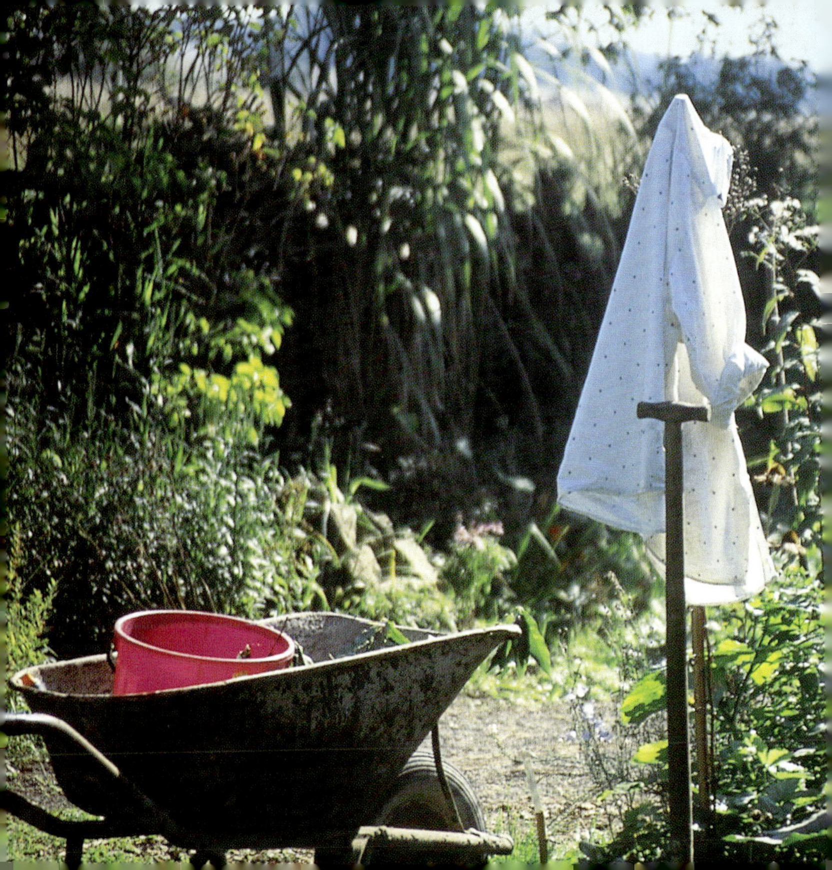

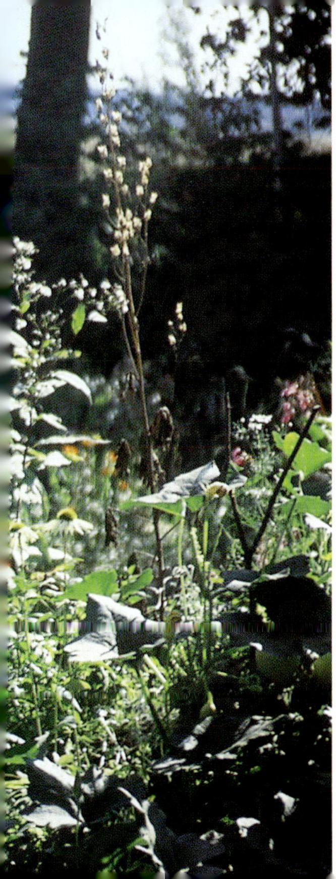

Spontan

zwischendrin

unterbreche ich

zuweilen

meine Arbeiten,

mache eine Extrapause

und bin

in Gedanken

bei dir.

bei dir

… und zöge ich
auch
ans andere
Ende der Welt –

in meinem Herzen
trage ich dich
immer mit
mir,
denn meine
Gefühle für dich
sind absolut
langstreckentauglich.

Gefühle

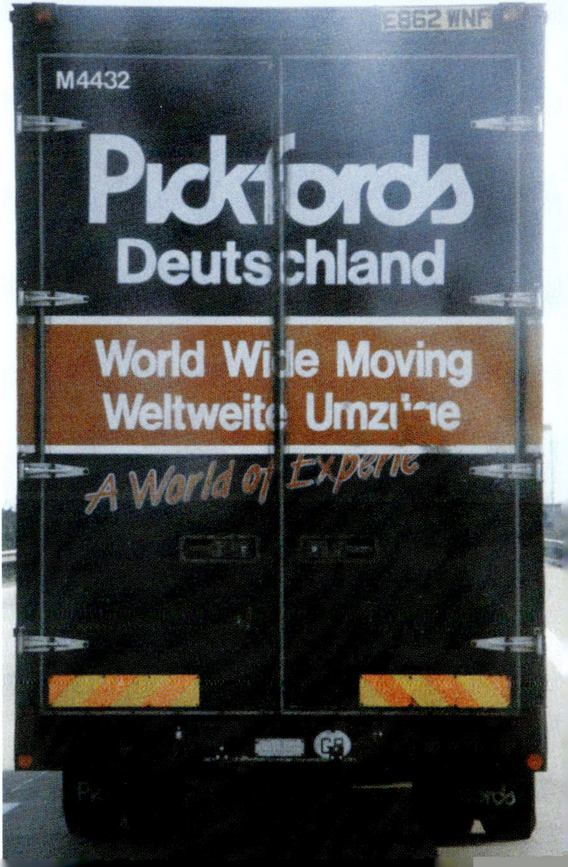
E862 WNF
M4432
Pickfords
Deutschland
World Wide Moving

Erinnerungen

an den

Beginn unserer

Verbindung

haben bei mir

einen leuchtenden

Ehrenplatz.

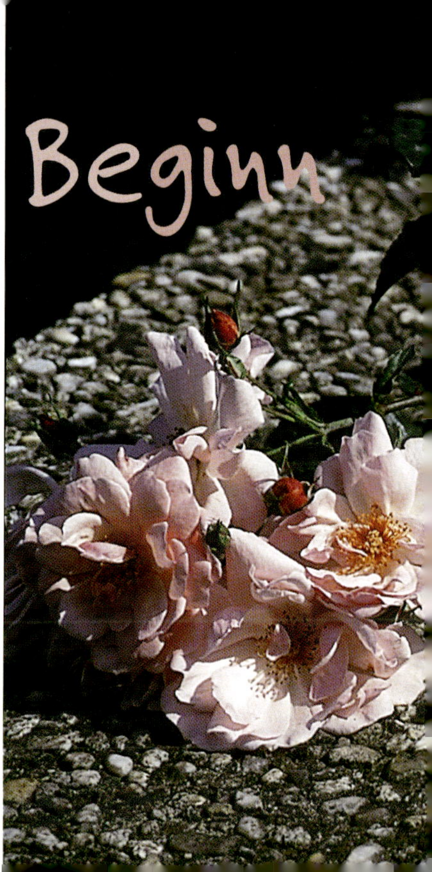

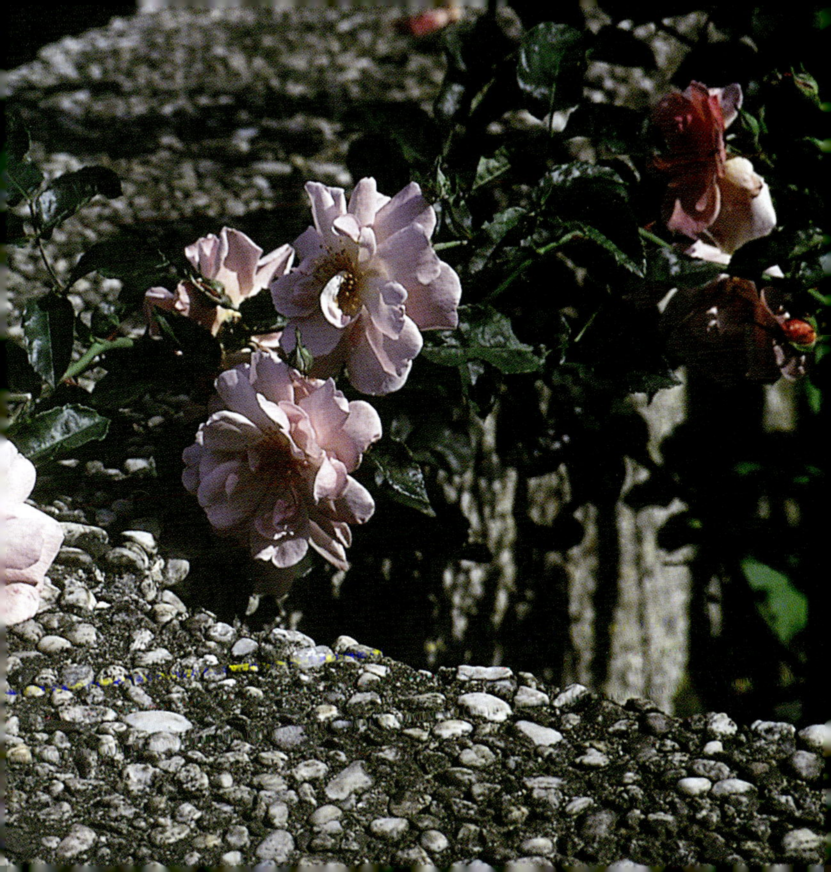

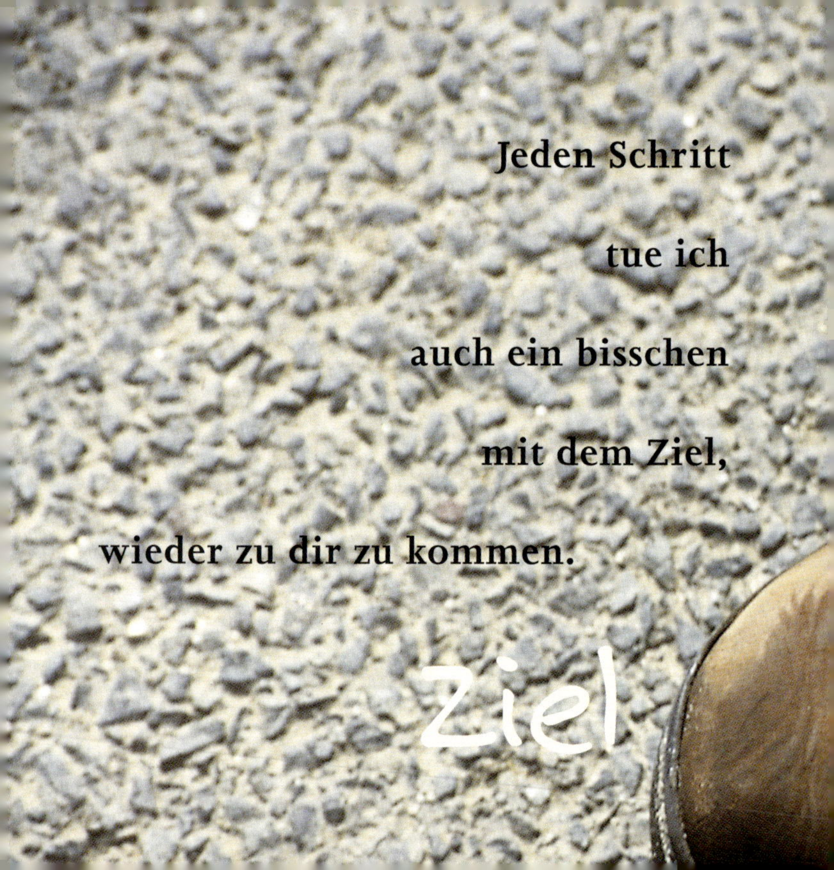
Jeden Schritt
tue ich
auch ein bisschen
mit dem Ziel,
wieder zu dir zu kommen.
Ziel

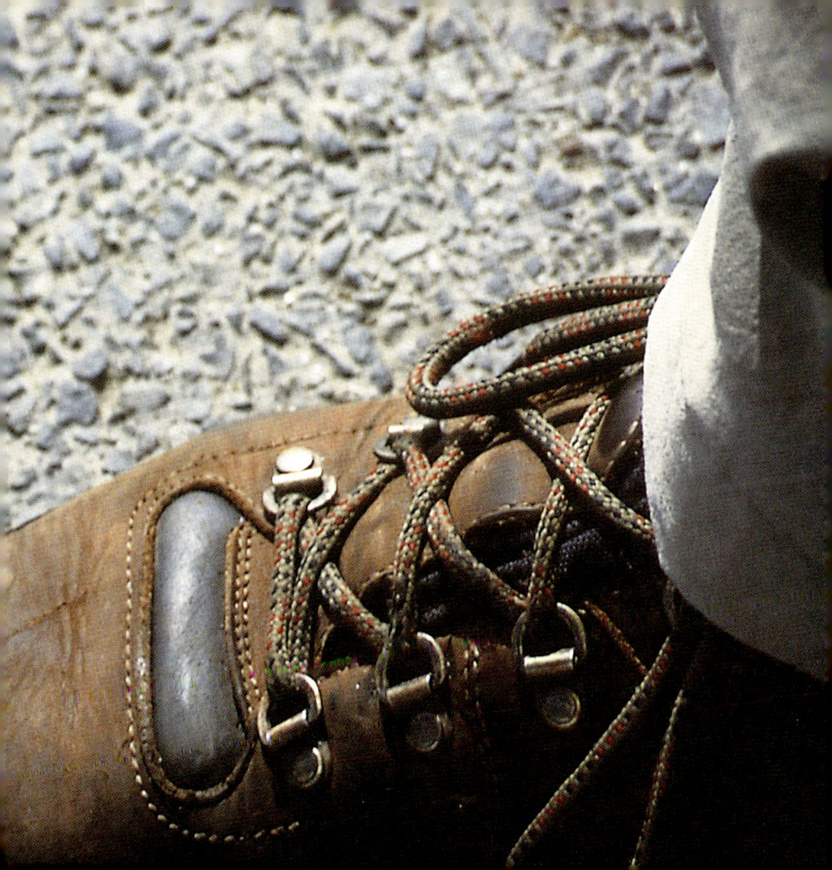

Ich werde
nicht müde,
an dich zu denken,
von dir zu erzählen,
mich deiner zu erinnern,
von dir zu träumen.

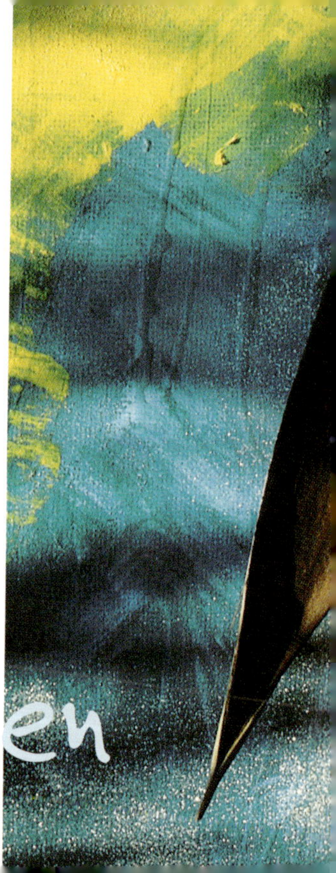

träumen

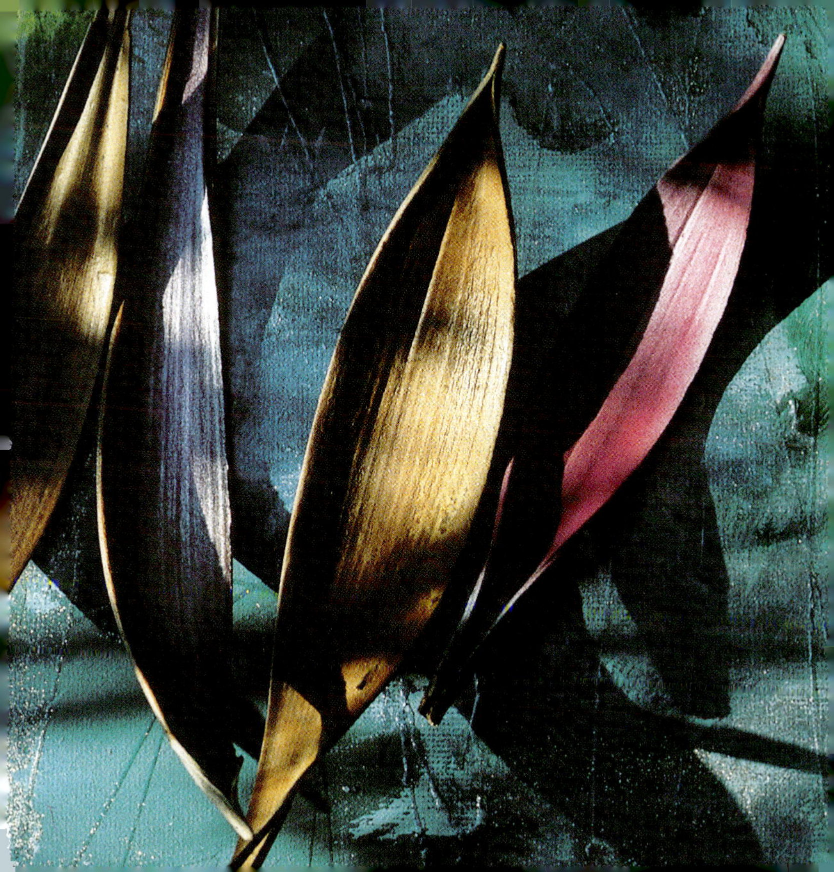

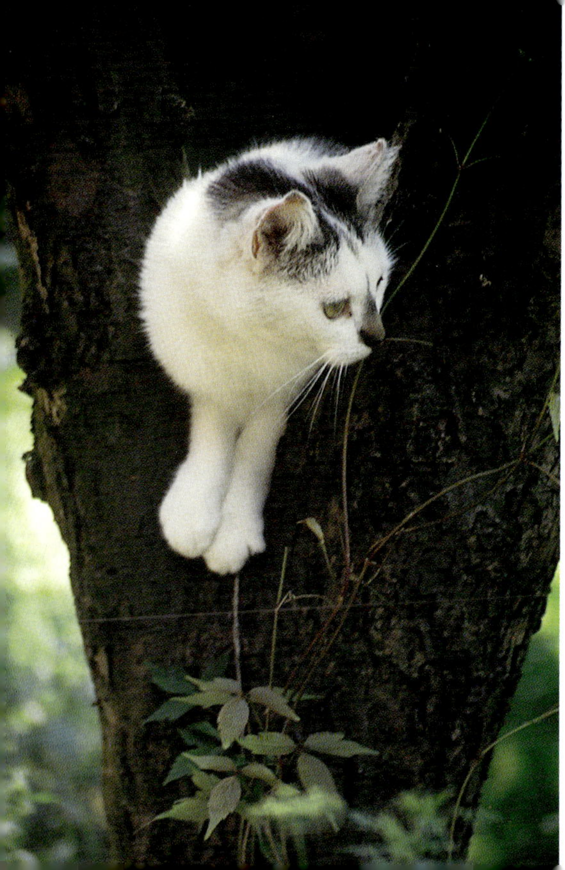

Zwie

In Gedanken
halte ich
oft
Zwiesprache
mit dir –

das hat mich
schon aus
mancher Klemme
gerettet.

sprache

DU

hast eine

gewisse

magnetische

Wirkung

auf mich:

einfach anziehend!

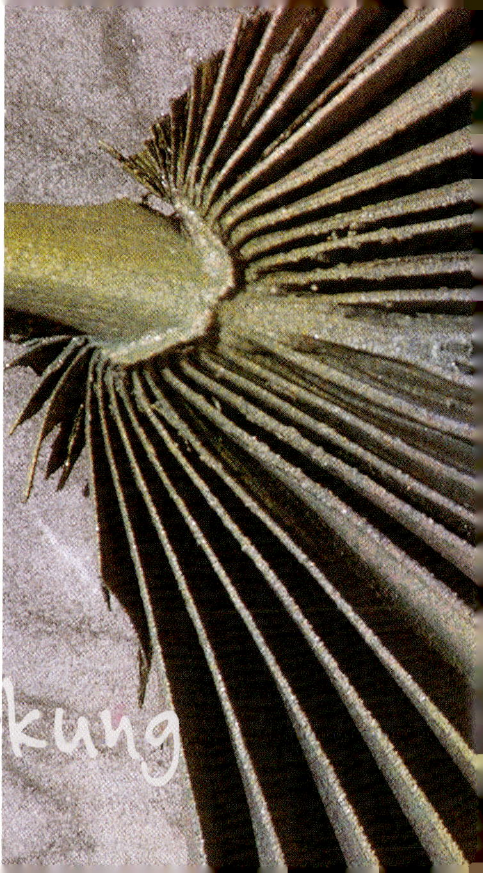

Wirkung

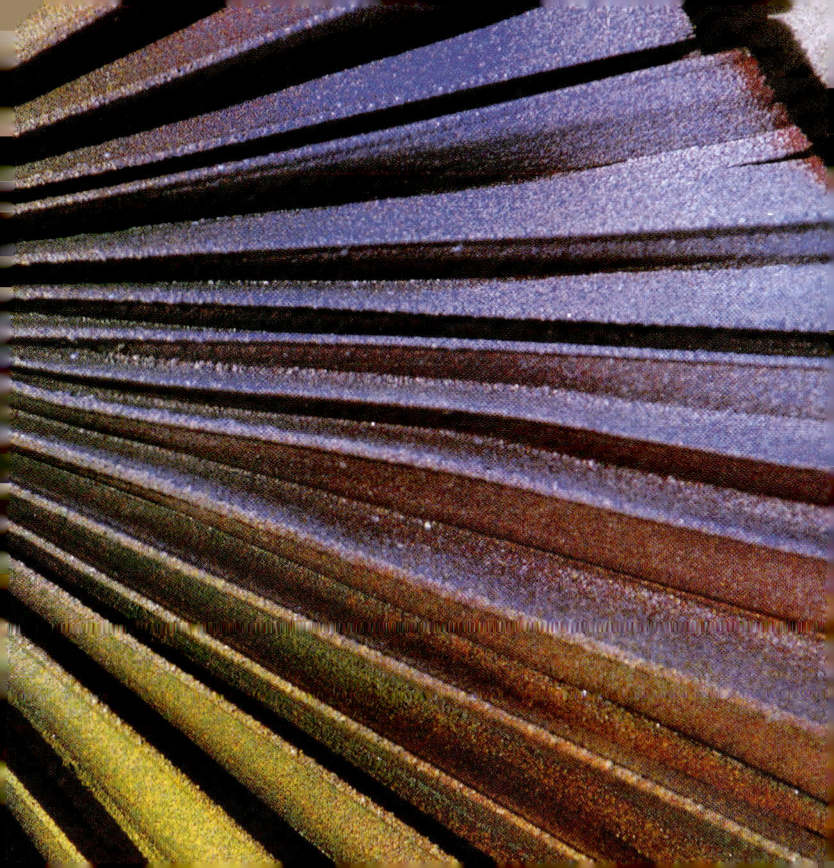

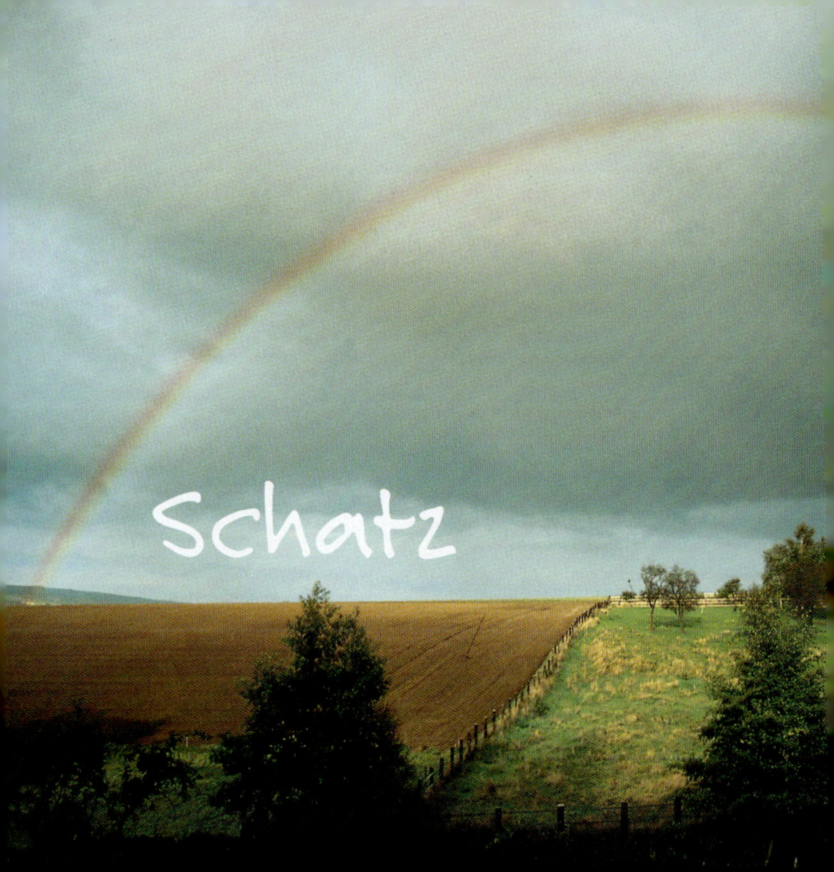
Schatz

Ich schicke dir
Grüße an
das Ende
des Regenbogens,

denn bekanntlich
findet sich dort
ein
echter Schatz,
also musst
DU
dort sein.